BEI GRIN MACHT SICH IHR WISSEN BEZAHLT

AF167961

- Wir veröffentlichen Ihre Hausarbeit,
  Bachelor- und Masterarbeit

- Ihr eigenes eBook und Buch -
  weltweit in allen wichtigen Shops

- Verdienen Sie an jedem Verkauf

Jetzt bei www.GRIN.com hochladen
und kostenlos publizieren

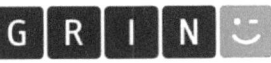

Bibliografische Information der Deutschen Nationalbibliothek:

Die Deutsche Bibliothek verzeichnet diese Publikation in der Deutschen National-
bibliografie; detaillierte bibliografische Daten sind im Internet über http://dnb.d-
nb.de/ abrufbar.

Impressum:

Copyright © 2018 GRIN Verlag
Druck und Bindung: Books on Demand GmbH, Norderstedt Germany
ISBN: 9783346067814

Dieses Buch bei GRIN:

https://www.grin.com/document/508564

Heike Effer

Pflege und Begleitung sterbender Menschen. Unterrichtssequenz für die Ausbildung im Pflegeberuf

GRIN Verlag

GRIN - Your knowledge has value

Der GRIN Verlag publiziert seit 1998 wissenschaftliche Arbeiten von Studenten, Hochschullehrern und anderen Akademikern als eBook und gedrucktes Buch. Die Verlagswebsite www.grin.com ist die ideale Plattform zur Veröffentlichung von Hausarbeiten, Abschlussarbeiten, wissenschaftlichen Aufsätzen, Dissertationen und Fachbüchern.

Besuchen Sie uns im Internet:

http://www.grin.com/

http://www.facebook.com/grincom

http://www.twitter.com/grin_com

Unterrichtsentwurf

Lehrprobe am

Fachseminar für Altenpflege der XY gGmbH

Datum: 21. August 2018

Uhrzeit: 13:15 Uhr

Thema der Unterrichtsreihe:
LF 1.3.11 - Sterbende alte Menschen pflegen und begleiten

Thema der Lehrprobe:
Häufige Pflegeprobleme in der Pflege sterbender Menschen

vorgelegt von:

Heike Effer

Abgabedatum: 15. September 2018

Inhalt

1. Einleitung

Das Fachseminar für Altenpflege der XY gGmbH ist ein kleines Fachseminar, mit Platz für bis zu 100 Auszubildende, also maximal vier Kurse gleichzeitig anbietet. Zu den Ausbildungsangeboten des Fachseminars zählt die drei-jährige Ausbildung zum/zur Altenpfleger/in als Erstausbildung. In dem Rahmen bietet das Fachseminar auch die Möglichkeit der Umschulung an, die über das Arbeitsamt bezuschusst wird. Des Weiteren wird die Ausbildung zum/zur Altenpflegehelfer/in angeboten. Jedoch ist derzeit der Bewerberzulauf an dieser Stelle zu gering, weshalb bereits über längere Zeit keine Kurse mehr durchgeführt wurden. Auch Fort- und Weiterbildungsmaßnahmen zählen zu den Leistungen des Fachseminars. Hier wird schwerpunktmäßig die Weiterbildung zum/zur Praxis-anleiter/in für examinierte Pflegefachkräfte mit einer mindestens zweijährigen Berufserfahrung angeboten. Das Lehrerkollegium des Fachseminars besteht aus vier hauptamtlich Lehrenden sowie mehreren Honorardozenten. Die Honorardozenten sind für die Vermittlung spezifischer Lernfeldbereiche wie z.B. „rechtliche Rahmenbedingungen". „Arzneimittelgabe", „Vorbereitung und Durchführung von Festen", „Umgang mit Krisen-erfahrungen" etc. zuständig.

Das Fachseminar kooperiert mit zahlreichen ambulanten und stationären Pflegeeinrichtungen, in denen die Auszubildenden den praktischen Teil ihrer Berufsausbildung absolvieren. Eine Besonderheit, die das Fachseminar von anderen abhebt, ist seine direkte Standortnähe (max. 4 km) zu sieben Einrichtungen der XY gGmbH. Durch diesen Umstand können Theorie und Praxis besonders eng miteinander verzahnt werden und die Auszubilden-den individuell gefördert werden. Das Thema der 90-minütigen Lehrprobe im Teillernfeld 1.3.11 „Sterbende alte Menschen pflegen und begleiten" lautet: Häufige Pflegeprobleme in der Pflege sterbender Menschen. Zwecks besserer Lesbarkeit verzichte ich in meinem Unterrichtsentwurf auf die Gender-sprache und verwende die männliche Form, die stets die weibliche Form miteinschließt.

2. Sachanalyse

2.1. Bedeutung des Themas

Pflegende werden in ihrem Arbeitsalltag immer früher und häufiger mit der Pflege multi-morbider, hochbetagter Menschen konfrontiert, weshalb die Sterbebegleitung an immer größerer Bedeutung gewinnt. Damit Auszubildende in ihrem späteren Berufsalltag eine ad-äquate Sterbebegleitung durchführen können, sollten sie nicht nur an die inhaltliche Thematik herangeführt werden, sondern sich auch mit ihrer eigenen Endlichkeit auseinandersetzen. Durch das Bewusstsein über die eigene Endlichkeit und damit verbundene Einstellungen und Bedürfnisse können sie das Konzept von Palliative Care besser nachvollziehen. Jedoch muss der Weg dahin, in einigen Fällen, erst einmal geebnet werden, da Sterben und Tod, auch heute noch, Tabuthemen in der Gesellschaft darstellen. Mit dem Bewusstsein für Sterben und Tod ist eine erste Grundlage für eine an den Bedürfnissen des Patienten ausgerichtete Sterbebegleitung geschaffen.

Orientiert man sich an Hinweisen aus Studien wie der „Gießener Sterbestudie", die vom 15. Januar bis zum 30. Juni 2017 durchgeführt wurde, so kann man allerdings annehmen, dass etwa die Hälfte der Auszubildenden bereits vor Ausbildungsbeginn im privaten Kontext mit Sterben und Tod konfrontiert wurde. Häufig werden die Auszubildenden in ihren Praxiseinsätzen schon sehr früh mit Sterbenden konfrontiert. Dabei wird das Erleben der Auszubildenden sehr unterschiedlich ausgefallen sein. Es wird Schüler/innen geben, die die pflegerische Begleitung als schwer zu bewältigen empfunden haben und es wird Schüler/innen geben, die positive Erfahrungen gemacht haben (vgl. George 2018, S. 54f.). Dieses Erleben ist wichtig für die weitere Einstellung gegenüber der Aufgabe der „Sterbebegleitung", da „[...] die ersten beruflichen Erfahrungen besonders prägend sind", (George 2018, S. 56).

Es ist zu berücksichtigen, dass einige der Auszubildenden dem Unterrichtsgespräch möglicherweise vermeidend gegenüberstehen werden. Mögliche Gründe könnte sein, dass sie keine privaten oder beruflichen Vorerfahrungen mitbringen; dass sie der Tod eines Angehörigen sie immer noch stark betroffen macht; sie wohlmöglich selbst schon von einer schweren Diagnose betroffen waren oder sie sich damit ganz akut in ihrem persönlichen Umfeld auseinandersetzen müssen. Andererseits könnte es auch sein, dass sich Einzelpersonen gerade wegen ihrer persönlichen Betroffenheit besonders in das Unterrichtsgeschehen einbringen. Ebenso wahrscheinlich ist es, dass sich Teilnehmer mit positivbesetzten Vorerfahrungen eher einbringen, als die mit negativbesetzten Vorerfahrungen.

2.2. Darstellung des Themas in der Literatur

Für meine fachlich-inhaltliche Vorbereitung habe ich zur Recherchearbeit Literatur in Form einer Handsuche in aktuellen Fachzeitschrift und Fachbüchern des Fachseminars gesichtet. Zudem habe ich im Bibliothekskatalog des KatHo-OPAC die Suchbegriffe „Palliative Care" und „Sterbebegleitung" eingegeben. Des Weiteren griff ich auf aktuelle Beiträge der WHO und die aktuelle S3-Leitlinie zurück.

Pflegende werden in ihrem Arbeitsalltag immer häufiger mit der Pflege multimorbider, hochbetagter Menschen konfrontiert - ein Grund für den Bedeutungszugewinn der Sterbebegleitung insbesondere im Pflegeheim. Damit Pflegekräfte befähigt werden in ihrem Berufsalltag eine adäquate Sterbebegleitung durchzuführen, ist nicht nur an die inhaltlich-fachliche Thematik zielführend, sondern auch eine spezielle palliative Haltung (vgl. Knipping und Abt-Zegelin 2007; Student et al. 2007, S.36), diesbezüglich besteht in der Literatur gemeinsamer

Konsens. „[Eine palliative Haltung] bedeutet in erster Linie ein Miteinander und eine Solidarität von Menschen, die in dem Bewusstsein ihrer eigenen Sterblichkeit leben. Dieses Bewusstsein macht sensibel für eigene Bedürfnisse und […] für die Bedürfnisse Anderer", (Student et al. 2007, S. 36). Mit anderen Worten: Man macht sich seine eigene Haltung zu der Thematik bewusst. Diese Haltung ist der Grundpfeiler auf dessen Grundlage Sterbebegleitung erfolgen sollte (vgl. Student et al. 2007, S. 34 ff.).

Ein Ansatz zur Begleitung sterbender Menschen ist der von der World Health Organisation (WHO) formulierte Palliative Care (PC) Ansatz: *„Palliative care is an approach that improves the quality of life of patients (adults and children) and their families who are facing problems associated with life-threatening illness. It prevents and relieves suffering through the early identification, correct assessment and treatment of pain and other problems, whether physical, psychosocial or spiritual."* (World Health Organisation -WHO 2018). Demnach dient PC der Verbesserung der Lebensqualität von Patienten jeden Alters und deren Angehörigen in Bezug auf lebensbedrohliche Erkrankungen. Diesem Primärziel verschreibt sich nicht nur die WHO, auch Beiträge in Fachbüchern und Fachzeitschriften verweisen auf das Konzept der Lebensqualität als Hauptziel der Palliative Care (vgl. Knipping und Abt-Zegelin 2007, S.32). Die Lebensqualität kann durch Vorbeugung und Linderung von Leiden, durch Früherkennung, Einschätzung und Behandlung von Schmerzen, sowie physischen, psychosozialen und spirituellen Beschwerden erreicht werden (S3-Leitlinie: AWMF, DKG, DKH ;2015). Daraus geht hervor: Der sterbende Mensch sollte in all seinen Facetten situationsspezifisch und symptomgerichtet pflegerisch betreut werden, ohne dass Pflegende dabei auf verallgemeinerte, rigide Handlungsketten oder Pflegestandards zurückgreifen (vgl. Student et al. 2007, S.28). Grundlegend sind Fähigkeiten Empathie, Flexibilität, Kreativität und Intuition (vgl. Student et al. 2007, S. 36). Die S3-Leitlinie wie auch andere Fachbeiträge beziehen sich vornehmlich auf Ursachen, Symptomkomplexe und mögliche Interventionen bei körperlichen Beschwerden (S3-Leitlinie: AWMF, DKG, DKH; 2015). Das mag vor allem daran liegen, dass in anderen Bereichen (psychisch, sozial, spirituell) häufig nur bedingt interveniert werden kann (Pflege 2015). Die Interventionsmöglichkeiten in diesen Bereichen bestehen eher in der Gesprächsführung mit den Betroffenen. Wie der physische Bereich zählen diese Bereiche auch zum „total pain" oder den vier Gesichtern des Schmerzes nach Cicely Saunders, (vgl. Pflege 2015, S.820). Häufig wird betont das die Lebensqualität der Betroffenen durch Schmerzen stark beeinflusst wird und körperliche Schmerzen sich auch auf den psychischen und sozialen Bereich auswirken können (vgl. Schneeweiss und Weber 2018, S. 32).

Von großer Bedeutung für die bedürfnisorientierte Pflege ist die Wahrnehmung der Bedürfnisse von Sterbenden. Wahrnehmung bedeutet in dem Fall eine kontinuierliche verbale und nonverbale Kommunikation. So können Auffassungen (z.B. QoL), Bedeutungs-zusammenhänge (bzgl. Beeinträchtigungen), lebensgeschichtliche Ereignisse, Bedürfnisse,

Gewohnheiten und Gefühlen, die sich aus der Krankheitssymptomen und damit verbundenen physischen, psychischen, sozialen und spirituellen Auswirkungen zusammengetragen werden. Diese Informationssammlung erfolgt in der Regel nicht auf einmal, sondern im weiteren Behandlungsverlauf (vgl. Student et al. 2007, S. 38f.) mit dem Ziel „[...] [der] Wiederherstellung bzw. Erhaltung von Lebensqualität durch eine konsequente Behandlung quälender Symptome", (Student et al. 2007, S. 62). Dabei wird die Lebensqualität stets vom Patienten definiert, da Symptome von Patient zu Patient unterschiedlich belastend erlebt werden. Das heißt, ein Symptom, das auf einen Patienten besonders belastend wirkt, muss für einen anderen Patienten nicht automatisch auch ein Problem bedeuten (vgl. Student et al. 2007, S.62). An dieser Stelle ist weniger essentiell welche Probleme es aus medizinisch, pflegerischer Sicht gibt (vgl. Knipping und Abt-Zegelin 2007, S. 125).

Das Konzept der Symptomkontrolle wird in der Fachliteratur als weiteres Kernelement der Sterbebegleitung genannt (vgl. Knipping und Abt-Zegelin 2007; Pflege 2015; Student et al. 2007) Es greift die individuellen Pflegeschwerpunkte von Patienten auf. Die am häufigsten vorkommenden Pflegeprobleme sind der Literatur nach zu urteilen chronische Schmerzen, Appetitlosigkeit, Übelkeit, Erbrechen, Obstipation, Diarrhö, Xerostomie, Dyspnoe, Angst und Depressionen. In der Symptomkontrolle erfolgt die Erfassung und Dokumentation individueller Pflegeprobleme, diesbezüglich geht es um die gezielte Symptomlinderung durch medika-mentöse und komplementäre Interventionsmaßnahmen, sowie deren stetige Evaluierung. Ebenso wird die Patientenedukation betont. Ziel der Patientenedukation ist es Pflege-bedürftigen und ihren Angehörigen soweit möglich Wissen rundum die Erkrankung zu ver-mitteln, diesbezüglich zu beraten und zu instruieren, sodass Selbstpflege- und Selbstmanage-mentfähigkeiten angeregt werden. Im Sinne von PC sollen die Maßnahmen der Symptom-kontrolle dazu beitragen die Lebensqualität der Patienten maßgeblich zu verbessern; sie soll Leiden vorbeugen oder weitestgehend lindern (Knipping und Abt-Zegelin 2007; S. 32; S3-Leitlinie 2018). Laut Beschluss des G-BA zählt die Symptomkontrolle bei Palliativpatienten seit Ende November 2017 zur neuen Richtlinie häuslicher Krankenpflege. Demnach dürfen Ärzte ambulanter Palliativpatienten fortan Symptomkontrollen verordnen. Intention dieses Be-schlusses ist es, „[...] den Hospiz- und Palliativgedanken stärker in der Regelversorgung zu verankern und die ambulante Palliativversorgung weiter zu stärken", (Deutsches Ärzteblatt 2017).

Damit der Palliative Care Ansatz wirklich durchdrungen werden kann, können Lebensqualität, „total pain", Symptomkontrolle und das Wissen um häufige Pflegeschwerpunkte an dieser Stelle unmöglich getrennt voneinander betrachtet werden. Ist man sich der individuellen Bedeutung von Lebensqualität bewusst, so versteht man, wenn es in der Begleitung nicht nur um die Bearbeitung körperliche Beschwerden geht, sondern um das vollumfängliche Seelenheil des sterbenden Menschen. Unter diesem Betrachtungspunkt wurde das Konzept der Symptomkontrolle generiert. Es dient der systematischen Erfassung, Behandlung und Überprüfung individueller Pflegeschwerpunkte von sterbenden Patienten.

2.3. Hauptaussagen

Das Hauptziel palliativer Pflege besteht in der Verbesserung der Lebensqualität von lebensbedrohlich erkrankten Patienten und deren Angehörigen durch eine ganzheitliche Orientierung. Dieses wird zum einen erreicht durch verbale und nonverbale Kommunikation, die dazu beiträgt das jede Form der Schmerzäußerung frühzeitig erkannt, eingeschätzt und behandelt werden kann und Leiden generell vorgebeugt oder gelindert wird. Symptome sollen im Pflegeprozess kontinuierlich erfasst und deren Pflegemaßnahmen evaluiert werden. Ein Richtwert dabei ist immer, dass die individuelle, auf die Bedürfnisse des Patienten, abgestimmte Pflege, die auch sein persönliches Umfeld berücksichtigt (vgl. Knipping und Abt-Zegelin 2007; Student et al. 2007; WHO 2018) Grundlegendes Konzept zur Verbesserung der Lebensqualität ist die Symptomkontrolle.

2.4. Direkter und indirekter Handlungsbezug

Bei der pflegerischen Begleitung sterbender Menschen handelt es sich um eine wichtige Kernkompetenz mit einem direkten Handlungsbezug. Für das Gelingen einer bedürfnisorientierten Pflege wird in der Literatur zunächst auf die Selbstreflexion verwiesen. Die Selbstreflexion gilt in der Auseinandersetzung mit der eigenen Endlichkeit als erster wichtiger Schritt in der Beschäftigung mit Sterbebegleitung. Dabei geben die eigenen Werte von (angehenden) Pflegekräften Aufschluss über deren möglichen Umgang mit Sterbenden. Ein weiterer Aspekt ist die Wahrnehmung wichtiger Bedürfnisse (physisch, psychisch, sozial und spirituell) durch verbale und nonverbale Kommunikation. Es ist von Bedeutung, dass sich Pflegekräfte nicht nur an Regelwissen orientieren, sondern gleichzeitig empathisch, flexibel, kreativ und intuitiv auf ihre Patienten zugehen, um eine bedürfnisorientierte Pflege zu gestalten. Hier entscheidet primär der pflegebedürftige Mensch über die Pflegeschwerpunkte, Angehörige und Pflegekräfte nehmen eine eher untergeordnete Rolle ein (vgl. Knipping und Abt-Zegelin 2007, S. 125).

Damit im Kontext PC eine konkrete Handlungsfähigkeit ausgebildet werden kann, sollten die Auszubildenden ein berufliches Selbstverständnis entwickeln. Dieses Selbstverständnis erwächst neben dem Wissen um direkte Handlungsbezüge aus dem Wissen um ethische Blickpunkte, rechtliche Aspekte, sowie durch Wissen aus den Bereichen Anatomie, Physiologie und Pathophysiologie.

3. Bedingungsanalyse

3.1. Informationen zur Lerngruppe

Bei der Lerngruppe handelt es sich um 21 Altenpflegeschüler/innen, bestehend aus 17 Frauen und 4 Männern, im Alter von 19 bis 50 Jahren. Ein Großteil der Schüler/innen ist im Alter zwischen 20 und 30 Jahren. Die Lerngruppe startete als Kurs-Nr. 35 zum 01. September 2017 in die dreijährige Ausbildung. Aktuell befindet sich der Kurs am Ende des 1. Ausbildungsjahres. Der Unterricht im ersten Ausbildungsjahr findet in vier bis sechs Wochen langen Blöcken statt und wechselt sich mit bis zu zehnwöchigen Praxisblöcken ab, damit ein kontinuierlicher Theorie-Praxis-Bezug gewährleistet ist. Alle Schüler/innen arbeiten mit einem Stundenumfang von 38,5 bis 40 Stunden/Woche bei Trägern einer stationären Pflegeeinrichtung oder eines ambulanten Pflegedienstes. In ihrem dritten Praxiseinsatz vom 03.04 2018 bis zum 25.05.2018 haben die Schüler/innen, komplementär zu ihrer Trägereinrichtung, entweder ein externes Praktikum in einer stationären oder einer ambulanten Einrichtung absolviert. Der vierte Praxiseinsatz in den Trägereinrichtungen hat am 02. Juli 2018 begonnen, ab dem 20. August 2018 starten die Schüler in den fünften Theorieblock, daran schließt sich ab dem 17. September 2018 der fünfte Praxisblock an.

Die Lernvoraussetzungen der Schüler/innen sind sehr unterschiedlich. Ein Großteil der Auszubildenden hat die Fachoberschulreife erworben, einige haben den Hauptschulabschluss nach Klasse 10 oder die Fachhochschulreife. Alle Kursteilnehmer/innen haben bereits Erfahrungen in der Pflege sammeln können entweder im Rahmen von mindestens dreiwöchigen und längeren Vorpraktika oder innerhalb einer Anstellung als Pflegeassistent. Einige haben vor der Ausbildung bereits einen Beruf erlernt. Es sind die Berufe Pflegehelfer, Sozialhelferin, Arzthelferin, zahnmedizinische Fachangestellte, Physiotherapeutin, Fach-Fußpflegerin und Buchhalterin vertreten. Einige der Kursteilnehmerinnen haben Kinder unterschiedlicher Altersstufen, das hat den Vorteil, dass diese bereits Grundvoraussetzungen für eine differenzierte Beobachtungsfähigkeit mitbringen, die sich aus der Pflege kleiner Kinder ergibt. Andererseits ist zu beachten, dass die Schülerinnen mit Kindern in der Vor- und Nachbereitung des Lernstoffs außerhalb des regulären Theorieunterrichts teilweise zeitlich reglementiert sein können. Von den insgesamt 21 Schüler/innen sind drei Teilnehmerin ausländischer Herkunft (Marokko, Ukraine) und dementsprechend mit einer anderen als der deutschen Muttersprache aufgewachsen. Drei weitere Teilnehmerinnen sind in Deutschland geboren, aber zusätzlich mit einer anderen als der deutschen Muttersprache aufgewachsen. Darüber hinaus sind die Sprachkenntnisse und das Sprachverständnis aller Teilnehmer sehr heterogen, die Gründe hierfür sind unterschiedlich erreichte Schulabschlüsse, sowie Lebensalter und die persönliche Biografie.

Der Kurs ist insgesamt als offener und freundlicher Kurs zu beschreiben. Zwischendurch kann es vereinzelt zu kurzen Seitgesprächen kommen, diese beeinflussen den Unterrichtsgang jedoch nicht beträchtlich. Insgesamt herrscht in der Klasse eine gute Arbeitsatmosphäre, die durch einen respektvollen Umgang geprägt ist. Dadurch beteiligen sich die meisten Kursmitglieder aktiv an Unterrichtsgesprächen und haben keine Probleme, sich vor ihren Mitschülern zu äußern.

Da der Kurs bereits vier Theorieblöcke durchlaufen hat, kennen sich die Schüler untereinander bereits gut und wissen mit wem sie gut arbeiten können. Die Schüler haben bisher verschiedenste Sozialformen, wie Frontalunterricht, Einzel-, Partnerarbeit und Gruppenarbeit kennengelernt. Sie sind vertraut mit Lehrervorträgen, Flipchart, Beamer, Overheadprojektor, Lehrfilmen und Textarbeit. Des Weiteren haben sie großes Interesse am praxisorientierten Lernen, da dabei ein direkter praktischer Bezug zu ihrer alltäglichen Arbeit in der stationären Pflegeeinrichtung/ im ambulanten Pflegedienst hergestellt werden kann. Einige der Schüler/innen werden im beruflichen oder privaten Setting vermutlich schon Erfahrungen im „Umgang mit sterbenden Menschen" gesammelt haben. Aufgrund individueller persönlicher Betroffenheit kann es sein, dass sich einige Schüler/innen den Unterrichtsgesprächen enthalten, denn es handelt sich bei der Unterrichtseinheit um ein hochsensibles Thema. Dieser Umstand ist in der Unterrichtsplanung zu berücksichtigen.

3.2. Curriculare Eingebundenheit und mögliche Vorgaben der Schule

Das schulinterne Curriculum der XY gGmbH orientiert sich schwerpunktmäßig am curricularen Rahmenlehrplan NRW für die praktische Altenpflegeausbildung. Zusätzlich werden weiterführende Teilaspekte einbezogen, die für die umfassende pflegerische Betreuung sterbender Menschen von Bedeutung sind. Hierzu zählen Themen wie z.B. „Sterben – ein Tabuthema?", „Verortung des Sterbens in Deutschland" oder „Sterben als letzte Reifephase". Die Bearbeitung des Lernfelds LF 1.3.11 lässt sich laut dem Rahmencurriculum des Landes NRW im zweiten oder dritten Ausbildungsjahr verorten. Der Kurs-Nr. 35 befindet sich zurzeit, wie bereits in Abschnitt 3.1 erwähnt, zwar erst am Ende des ersten Ausbildungsjahres. Es wurden bis dahin ausreichend theoretische und praktische Wissensgrundlagen geschaffen, dass eine vorzeitige Bearbeitung des Lernfeldes im ersten Ausbildungsjahr gerechtfertigt werden kann. Zudem bietet sich eine frühere Themenbearbeitung auch unter dem Aspekt an, das die Auszubildenden in ihrem Arbeitsalltag immer früher und häufiger mit der Pflege hochbetagter, schwerstkranker, sterbender Menschen konfrontiert werden.

Die Grundvoraussetzungen für die Erfassung physischer und psychischer Bedürfnisse sterbender Menschen und deren individuelle, pflegerische Begleitung sind die Aspekte Wahrnehmung, Kommunikation und Beobachtung. Diese Aspekte wurden in den Lernfeldern LF 1.2.1 und LF 1.4.1 in vorangegangenen Theorieblöcken bereits ausführlich bearbeitet und auch fächerübergreifend immer wieder aufgegriffen. Sie sollten zu Beginn der ersten

Doppelstunde noch einmal kurz aufgefrischt werden. Mit dem Aspekt der Beobachtung kann zu relevanten Bedürfnissen von Sterbenden hingeführt werden. Im weiteren Verlauf sollen die Schüler/innen mit den wichtigsten Pflegeproblemen rundum Körperpflege, Ernährung, Flüssigkeitszufuhr, Lagerung, Atemunterstützung etc., die in der Pflege sterbender Menschen auftreten können, vertraut gemacht werden. Diesbezüglich sollen die Lernenden pflegerelevante, fundierte Maßnahmen an die Hand bekommen, damit sie auf die Bedürfnisse Sterbender patientenorientiert eingehen können.

3.3. Rahmenbedingungen der Schule

Die Schule ist verkehrstechnisch gut erreichen. Sollten Kursteilnehmer verspätet zum Unterricht erscheinen, so wird dies im Kursordner unter dem Punkt „Anwesenheitsliste" vermerkt. In Ausnahmefällen wird der Zutritt in den Klassenraum erst zur nächsten Pause gestattet. Das Fernbleiben vom Unterricht wegen Krankheit, Krankheit des Kindes etc. ist vorab telefonisch mitzuteilen. Als gegenseitige Anrede wurde zwischen den Schülern und den Dozenten das „Sie" vereinbart. Während der 90-minütigen Doppel-stunden werden nach ca. 45 Minuten, wenn angemessen, kurze Pausen eingelegt. Einen Pausengong gibt es im Fachseminar nicht.

Der Unterricht findet in ca. 60 quadratmetergroßen Räumen statt, somit ist die Raumgröße der Teilnehmeranzahl angemessen. Je nach Theorieblock findet der Unterricht in wechselnden Räumen statt, da die Raumbelegung den jeweils anwesenden Kursen angepasst wird. Für Gruppenarbeiten kann zwecks besserer Verteilung in Absprache auf weitere Räume der Einrichtung zurückgegriffen werden. Bei günstigen Wetterlagen, vor allem in den Sommermonaten, kann auch auf die, mit Sitzmöglichkeiten ausgestatteten, angrenzenden Außenflächen ausgewichen werden. Die Tischformation innerhalb der Kursräume ist in der Regel u-förmig mit Innentischen angeordnet, die bei Bedarf neu angeordnet werden kann. Als technische Ausstattung stehen Overheadprojektoren, eine Flipchart und eine Pinnwand zur Nutzung bereit. Ein Beamer ist ebenfalls mit inbegriffen, sodass über Dozentenlaptops auch PowerPoint-Vorträge und Filme präsentiert werden können, außerdem stehen externe Lautsprecher zur Verfügung. In einem Seminarraum befindet sich ein Pflegeübungsraum mit zwei Pflegebetten.

Im Unterricht erfolgt kein Rückgriff auf festvereinbarte Lehrbücher, da diese in der Anschaffung sehr teuer sind und die materiellen Ressourcen der Auszubildenden eher begrenzt sind. Für die Arbeit an Texten stellt der Lehrende ausgewählte Literatur zur Verfügung. Diese und weitere Unterrichtsmaterialien können mit dem hauseigenen Kopierer entsprechend vervielfältigt werden. Bei Bedarf stehen den Schülern im Lehrerzimmer Regale mit Fachbüchern und -zeitschriften zu verschiedenen Themengebieten zur Verfügung.

3.4. Lehrvoraussetzungen des Lehrenden

Die geplante Doppelstunde ist die erste Unterrichtseinheit, die ich im Rahmen einer Lehrprobe in dem oben vorgestellten Kurs halten werde. Innerhalb eines Gruppenprojektes im fünften Semester innerhalb meines Vorstudiums Berufspädagogik M.A. durfte ich erstmals einen kleineren Unterrichtsabschnitt innerhalb einer 90-minütigen Unterrichtsstunde vorbereiten und vor einer Schülergruppe durchführen.

Während meiner dreijährigen Ausbildung zur Altenpflegerin habe ich sowohl in meiner Trägereinrichtung, als auch über ein externes Pflegepraktikum im Hospiz Erfahrungen im Umgang mit sterbenden Menschen sammeln dürfen. Ebenso kann ich ausgehend von meiner zweijährigen Berufstätigkeit als examinierte Altenpflegerin einer stationären Pflegeeinrichtung in 50%-Teilzeit auf einen heterogenen Erfahrungsschatz bezüglich der Pflege und Begleitung sterbender Menschen zurückgreifen; und die große Bedeutung des Themas ermessen. Auch theoretische Erkenntnisse, die ich 2016 im Rahmen meines Erststudiums „Duale Pflege B.Sc." im Seminar „Palliative Pflege" oder „Phänomenologie"; sowie durch einrichtungsinterne Fortbildungen durch Palliative Care Nurses vermittelt bekommen habe, beeinflussten meinen Blick auf die Pflege sterbender Menschen maßgeblich.

Eine meiner persönlichen Zielsetzungen für die anstehende Lehrprobe ist die Erprobung verschiedener Unterrichtsmethoden und Sozialformen unter Berücksichtigung eines detaillieren Unterrichtsentwurfs. Eine weitere Zielsetzung besteht darin den Lernenden die Relevanz des Themas für die Berufspraxis zu verdeutlichen und ihre berufliche Handlungskompetenz schließlich dahingehend zu fördern, sodass sie auf beobachtete Veränderungen richtig reagieren können. Außerdem möchte ich meine positiven Erfahrungen an die Auszubildenden weitergeben und sie ermutigen, sich auch weiterhin über das Unterrichtsangebot hinaus mit diesen Lerninhalten zu beschäftigen.

4. Lernziele der Unterrichtsstunde

4.1. Hauptkompetenz

Die zu erreichende Hauptkompetenz der Unterrichtsstunde besteht darin, dass die Schüler Pflegeschwerpunkte kennen und deren Bedeutung in der Pflege sterbender Menschen erkennen und dementsprechend eine bedürfnisorientierte Pflege planen können.

4.2. Teilkompetenzen

Die Auszubildenden sollen befähigt werden, einen Menschen, der an einer lebensbedrohlichen Erkrankung leidet, im Hinblick auf individuelle Pflegeschwerpunkte zu pflegen und zu begleiten. In den folgenden Kompetenzbereichen sind Teilkompetenzen formuliert, die für die Erreichung der übergeordneten, zu erwerbenden Hauptkompetenz zielführend sind. Die

Teilkompetenzen werden in verschiedenen Taxonomiestufen formuliert. Als Kennzeichnung dient „*" für die grundlegende Kompetenzstufe, „**" für die mittlere Kompetenzstufe und „***" für die höhere Kompetenzstufe.

Die Kompetenzen über die die Schüler am Ende im Bereich Fachkompetenz verfügen sollen sind: Die Auszubildenden kennen* die häufigsten Pflegeschwerpunkte sterbender Menschen, sowie deren Ursachen und mögliche Pflegemaßnahmen.

Im Bereich der Methodenkompetenz können die Schülerinnen und Schüler anhand eines Fallbeispiels spezielle Pflegeprobleme ableiten*** und Pflegemaßnahmen entsprechend der hervorgehenden Pflegeschwerpunkte bedürfnisorientiert planen**. Außerdem kennen* sie das Konzept der Symptomkontrolle und sie kennen* Bereiche in denen Pflegeprobleme auftreten.

Im Bereich der Sozialkompetenz ist Ziel, dass die Schülerinnen und Schüler sich mit eigenen Vorstellungen von Lebensqualität auseinandersetzen*. Sie erkennen* die Rolle der Lebensqualität im Kontext der palliativen Sterbebegleitung und können unterschiedliche pflegerische Bedürfnisse von Sterbenden nachvollziehen**.

Im Sinne der Personalkompetenz entwickeln** die Auszubildenden eine eigene, bewusste Haltung zu Sterben und Tod, zur eigenen Endlichkeit und zur eigenen Ansicht von Lebensqualität.

5. Didaktische Strukturierung

5.1. Vorstellung und Erläuterung der Unterrichtsphasen

Zum Zeitpunkt der angesetzten Lehrprobe haben die Auszubildenden ihren zweiten Theorietag innerhalb des neuen Theorieblockes und der Unterricht zum Lernfeld 1.3.11 „Sterbende alte Menschen pflegen und begleiten" findet in dem Kurs zum ersten Mal statt. Da es sich bei dem Thema um ein sensibles Thema handelt, erfolgt der erste thematische Einstieg durch den hauptamtlichen Dozenten des Fachseminars. Durch diese Vorgehensweise sollen sich die Schülerinnen und Schüler gedanklich darauf vorbereiten können, dass nach der thematischen Hinführung der weitere Unterrichtsteil von mir, als für sie fremde Lehrperson, gehalten wird.

Die Unterrichtsstunde des Dozenten startet mit einer kurzen Sequenz, die eine Begrüßung beinhaltet, einen Überblick über das Hauptthema der Stunde gibt, sowie den weiteren Stundenverlauf erläutert. Als thematische Hinführung dient eine ca. 25-minütige Sequenz des Films „Sterben und Tod - ein Tabu?", diese wird im Anschluss kurz im Plenum besprochen. Im Anschluss daran erhalten die Schülerinnen und Schüler einen Arbeitsauftrag in dem sie sich in Einzelarbeit mit der Reflexion zu ihrer eigenen Endlichkeit auseinandersetzen sollen. Für diesen ersten Teil der Unterrichtseinheit sind ca. 45 Minuten veranschlagt.

Nach einer kurzen ca. 5-minütigen Pause starte ich mit meinem Teilbereich der Unterrichtseinheit. Beginnen werde ich mit einer kurzen Begrüßung der Auszubildenden indem ich mich kurz vorstelle, mein Thema der Lehrprobenstunde nenne und den geplanten Stundenverlauf erläutere. Den Unterrichtsverlauf halte ich in Oberpunkten schriftlich auf einer Flipchart fest. Als Orientierung dient ein „roter Pfeil", der die aktuell anstehenden Inhalte der Stunde markiert. Wurde also ein Thema bearbeitet wird der Pfeil an das nächste Thema angepinnt. Das Ziel dieser Vorgehensweise ist es, dass die Schüler immer wissen an welchem Punkt der Unterrichtsstunde wir uns aktuell befinden.

Zunächst möchte ich mit einem „Warming-up" starten. Mit diesem Vorgehen möchte ich erzielen, dass die Kursteilnehmer ihre eigenen Erfahrungen mit sterbenden Menschen reflektieren. Dabei kann es sich um Erfahrungen aus der Berufspraxis oder aus dem privaten Umfeld handeln. Außerdem möchte ich mit diesem einfachen Einstieg möglichst alle Teilnehmer dazu anregen sich aktiv am Unterrichtsgeschehen zu beteiligen. Im weiteren Verlauf der Einführungsphase sollen die Schülerbeiträge aufgegriffen werden und mit weiteren Anzeichen, die Sterbende aufweisen können, verglichen werden. Dann stelle ich eine Definition vor, die Sterben definiert und eine, die den Palliative Care Ansatz beschreibt. Dieser Schritt ist insofern wichtig, als das alle Teilnehmer ein gemeinsames Konstrukt haben auf dem das inhaltlich-fachliche Verständnis der Sterbebegleitung aufbaut. Damit die Definitionen eingängig sind stelle ich Rückfragen zu Fachbegriffen, die gemeinsam mit den Schülern erarbeitet werden. Im Anschluss gehe ich auf besondere Fähigkeiten ein, die Pflegefachkräfte im Kontext der Sterbebegleitung mitbringen sollten. Die Fähigkeiten sind auf dem ausgehändigten Handout offen gelassen, damit die Schüler diese abschreiben und so besser verinnerlichen können.

Nach der Einführungsphase folgt als erste Erarbeitungsphase ein Exkurs zum Thema Lebensqualität. Die Schüler sollen überlegen was für sie wichtig ist, um Lebensqualität zu empfinden. Die Beiträge werden im Plenum zusammengetragen und an der Whiteboard schriftlich fixiert. Dabei ordne ich nach den Bereichen physisch, psychisch, sozial, spirituell und ökonomisch. Um die Spannung aufrecht zu erhalten und gleichzeitig die Merkfähigkeit zu fördern, ordne ich den Beiträgen erst am Ende der Sammlung die Oberbegriffe zu. Ausgehend von den Ergebnissen am Whiteboard sollen die Schüler in der Ergebnisphase selbst Ideen entwickeln, durch welche Faktoren Lebensqualität determiniert wird. Für beide Phasen sehe ich einen Zeitraum von 15 Minuten vor. Damit die Aufmerksamkeit sich auf den Exkurs richtet, soll eine Abschrift des Tafelbildes erst nach vollständiger Erarbeitung erfolgen.

Der Exkurs Lebensqualität bietet eine gute Überleitung zur Präsentation über die „Vier Gesichter des Schmerzes" von Cicely Saunders. Saunders Modell, das auch Schmerzspirale genannt wird, betrachtet den physischen, psychischen, sozialen und spirituellen Bereich.

Diese Bereiche sind identisch mit den Bereichen, die zuvor im Exkurs erarbeitet werden. Probleme in diesen Bereichen beeinflusser sich gegenseitig, weshalb sich körperliche Schmerzen z.B. unter Umständen verstärken oder Probleme in anderen Bereichen auslösen. Zur Veranschaulichung nutze ich eine eigene Abbildung der Schmerzspirale, die auf Overhead-Folie gedruckt ist. Mit dem Wissen das sich Sterbebegleitung nicht nur auf physische Beschwerden konzentriert, sondern der Mensch ganzheitlich in allen Aspekten begleitet wird, kann den Schülern die besondere Stellung der Symptomkontrolle in der Sterbebegleitung verdeutlicht werden. Die Grundlagen der Symptomkontrolle stelle ich den Schülern in der nächsten Erarbeitungsphase ebenfalls anhand eines Kurzvortrages vor. Zur Vertiefung händige ich Anschluss ein Fallbeispiel (6. Anhang) aus. Zunächst kläre ich im Plenum den Arbeitsauftrag für den ca. 20 Minuten Zeit veranschlagt sind. In Partnerarbeit sollen aktuelle und potentielle Pflegeprobleme herausgearbeitet werden; und als Übung den verschiedenen ABEDLs zugeordnet werden. Die Ergebnisse werden im Anschluss im Plenum besprochen. Nach der Arbeit am Fallbeispiel folgt erneut eine Präsentation der häufigsten Pflegeprobleme in der Pflege sterbender Menschen. Dazu gehe ich auf Ursachen ein, kläre bei Bedarf bekannte und unbekannte Fachbegriffe durch Rückfragen an die Schüler und stelle entsprechende Behandlungsmaßnahmen vor (2. Anhang).

Die Unterrichtsstunde soll mit der sogenannten Fischernetz-Methode zum Abschluss kommen. Bei dieser Methode wird ein Fischernetz auf einem großen Plakat (7. Anhang) erstellt, dass ich an eine Pinnwand hänge. Jeder Schüler erhält zwei Moderationskarten auf denen jeweils ein Gedanke zu folgenden Fragen festgehalten werden soll: Was habe ich für mich aus der Stunde mitgenommen? Was habe ich gelernt? Die Schüler ihre Moderationskarten an das Plakat pinnen und ich fasse die Ergebnisse kurz zusammen. Diese Methode bietet für mich die Möglichkeit zu über-prüfen, ob das Thema von den Schülern verstanden wurde, für die Schüler stellt das Fischer-netz eine weitere Form der Ergebnissicherung dar. Danach ziehe ich ein Fazit mit den wichtigsten Inhalten der Unterrichtsstunde und schließe die Stunde.

5.2. Begründung des Gesamtaufbaus des Unterrichtsentwurfs

Mein Unterricht beinhaltet mit Warming-up, Lehrervorträgen, Exkurs, Fallarbeit und der Fischernetz-Methode fünf Methoden durch die eine abwechslungsreiche, motivierende Lern-atmosphäre erzeugt werden soll. Den regelmäßigen Wechsel zwischen kurzen Lehrer-vorträgen und aktivierenden Lernsituationen halte ich für angemessen, da die Lehrprobe am Nachmittag stattfindet und die Schüler ihren zweiten Schultag nach ihrem Praxiseinsatz haben. So beuge ich vor, dass die Schüler vorschnell abschalten, da Lehrervorträge schnell trocken und ermüdend werden können. Stattdessen liegt mein Schwerpunkt darauf die Schüler regelmäßig aktiv in den Unterricht einzubinden, indem ich mit einfachen Diskussionsfragen einerseits ihre Vorerfahrungen reaktiviere und anderseits ihre Denkleistung und die

Auseinandersetzung mit Fremdsichten fördere. Während es innerhalb der ersten 45 Minuten schwerpunktmäßig um die inhaltliche Vorbereitung geht, soll es in der zweiten Unterrichts-hälfte schließlich um die erste praktische Erprobung der Symptomkontrolle anhand eines Fall-beispiels gehen. Die Arbeit am Fallbeispiel verfolgt also das Ziel das zuvor Gelernte auf einen Fall zu übertragen und somit das Verständnis der bedürfnisorientierten Symptomkontrolle zusätzlich zu vertiefen. Der Vortrag über die häufigsten Pflegeprobleme ist komplementär zum Fallbeispiel zu sehen, hier erfolgt eine erweiterte Abbildung der häufigsten Probleme mit Ursachen und Pflegemaßnahmen. Diese Erweiterung könnte den Zeitrahmen sprengen, da die Unterrichtsplanung sehr straff gegliedert ist.

Zeit	Phase	Ziele	Inhalte	Sozialfor-men, Handlungs-muster	Medien
13:20 Uhr – 13:25 Uhr	Begrüßungs-phase	Die Schüler kennen das Thema und den Verlauf der Stunde	- kurzer Unterrichts-überblick	Frontal-unterricht	Flipchart
13:25 Uhr – 13:30 Uhr	Warming-Up	Die Schüler reflektier-en ihre Erfahrungen mit sterbenden Men-schen (z.B. Berufs-praxis)	- Überprüfung von Vorwissen	Plenums-arbeit	Klassen-gespräch
13:30 Uhr – 13:40 Uhr	Einführungs-phase	Die Schüler kennen Anzeichen und Definitionen von Sterben und Palliative Care; und wichtige Fähigkeiten, die damit verbunden sind.	- Anzeichen Sterbender - Definition Sterben - Definition PC - Fähigkeiten	Frontal-unterricht	Overhead-Folien
13:40 Uhr – 13:55 Uhr	Erarbei-tungsphase	Die Schüler reflektier-en ihre Vorstellungen von Lebensqualität.	- Bedeutung von Lebensqualität für die Schüler - Zusammentragen der Ergebnisse mit thematischer Zu-ordnung (physisch, psychisch, sozial, spirituell, ökono-misch)	Plenums-arbeit	Tafel

	Ergebnis-phase	Die Schüler ziehen aus ihren Ergebnissen Schlüsse über die Bedeutung von Lebensqualität für die berufliche Praxis.	- Fazit		Arbeits-blatt
!3:55 Uhr – 14:10 Uhr	Erarbei-tungsphase	Die Schüler kennen das Konzept der Symptomkontrolle.	- Grundlagen der Symptomkontrolle	Frontal-unterricht	Overhead-Folien
14:40 Uhr – 15:00 Uhr	Erarbei-tungsphase	Die Schüler wenden das Konzept der Symptomkontrolle an einem Fallbeispiel an	- Symptome aus dem Fallbeispiel erarbeiten	Partner-arbeit	Fall-beispiel
	Ergebnis-phase		- Ergebnisse besprechen	Plenums-arbeit	Tafel
15:00 Uhr – 15:20	Erarbeitungs-phase	Die Schüler kennen die Ursachen häufiger Pfle-geprobleme und mög-liche Maßnahmen.	- Pflegeschwerpunk-te mit Ursachen und Maßnahmen	Frontal-unterricht	Overhead-Folie
15:20 Uhr – 15:25 Uhr	Stunden-schluss	Die Schüler reflektieren ihre Lernerfolge der Unterrichtsstunde.	- Was habe ich aus der Stunde für mich mitgenom-men?	Plenums-arbeit	Flipchart

Tabelle 1: Artikulationsschema eigene Darstellung in Anlehnung an Fliedner FH

6. Reflexion

6.1. Selbstreflexion

Meine Lehrprobe fand am Nachmittag statt, so hatte ich vormittags Zeit die benötigten Materialien wie Flipchart, Metaplanwand in einem der freien Kursräume vorzubereiten, ausreichend Flipchart Marker zu organisieren und die erstellten Unterrichtsblätter zu kopieren.

Mein Unterricht startete, indem ich mich den Schülern, die mich vom Vortag noch nicht kannten, nochmals kurz vorstellte und das Thema meiner Lehrprobenstunde nannte. Meine anfängliche Nervosität führte dazu, dass ich sogleich das „Warming-up" startete, das ursprüng-lich erst nach Vorstellung des Unterrichtsverlaufsplans (4. Anhang) erfolgen sollte. In dieser Phase kam mit zwei Rückmeldungen seitens der Kursteilnehmer deutlich weniger Input als erhofft. Mit den möglichen Gründen für diesen Umstand hatte ich mich aber in meiner Planung bereits gedanklich auseinander gesetzt, was dazu führte, dass ich nicht länger auf weitere Rückmeldungen wartete. Nach dem „Warming-up" informierte ich über den weiteren Unterrichtsverlauf und erklärte den Sinn des „roten Pfeils" an der Flipchart. So erzeugte ich zwar einen Bruch im Unterrichtsgang, konnte aber dennoch schnell wieder auf des aktuelle Thema überleiten. Das tat ich, indem ich die Ausführungen der Teilnehmer noch einmal aufgriff, diese mit weiteren Anhaltspunkten verglich und konkrete Definitionen zu Sterben und Palliative Care auf der ersten Overhead-Folie präsentierte. Ein Schüler stellte die Rückfrage, ob mit geschrieben werden sollte oder ein Handout (3. Anhang) ausgehändigt würde. Dieses hatte ich vergessen auszuteilen. Ich reichte das erste Arbeitsblatt nach und stellte fest, dass ich vergessen hatte meine Arbeitsblätter zu lochen, denn die Schüler des Fachseminares sind es von ihren Dozenten gewohnt gelochte Blätter ausgehändigt zu bekommen. Mein nachfolgender Vortrag gelang mir an dieser Stelle gut, da ich die einzelnen Punkte nach und nach aufdeckte, Rückfragen zu wichtigen Begriffen stellte und mich so darüber versicherte, dass meine Ausführungen für alle verständlich waren. Auf der zweiten Folie zeigte sich die Problematik, dass ich hier nicht wie bei der vorangegangen Folie die wichtigsten Fähigkeiten einer Pflegefachkraft nacheinander aufdeckte, sondern alle gleichzeitig aufdeckte, damit die Auszubildenden diese abschreiben konnten. Währenddessen startete ich unmittelbar mit den ersten Erläuterungen, merkte aber schnell, dass die Hauptaufmerksamkeit der Abschrift galt und nicht meinen Ausführungen. Deshalb wartete ich die Abschrift zunächst ab, um den Schülern und Schülerinnen danach die verschiedenen Fähigkeiten in einem zweiten Anlauf vorzustellen. Dieser Umstand sorgte für zeitliche Einbußen, da ich in meiner Unterrichtsplanung nicht berücksichtigt hatte, dass alleine die Abschrift zehn Minuten beanspruchen würde. Mit dem Wissen hätte ich auf eine Abschrift verzichtet, da die Fähigkeiten in dem zu unterrichtenden Kontext nicht den Hauptkern ausmachten. Es hätte auch ein kurzer Umriss genügt.

Im nachfolgenden Exkurs zum Thema Lebensqualität gab es viele Schülerbeiträge. Mit diesem Unterrichtsabschnitt wollte ich erreichen, dass die Schüler und Schülerinnen sich mit ihren eigenen Vorstellungen von Lebensqualität auseinander setzen, um die Bedeutung der Lebensqualität und ihre Rolle insbesondere in der Sterbebegleitung ermessen zu können. Die Beiträge der Schüler unterteilte ich bei der Dokumentation am Whiteboard in vier Bereiche (5. Anhang). Diese ergänzte ich am Anschluss der Sammlung um die Oberbegriffe physisch, psychisch, sozial und ökonomisch; und ich fügte „spirituell" als weiteren Oberbegriff mit einem Beispielaspekt hinzu, da dazu kein Beitrag erfolgt war. Als andere Möglichkeit hätte ich die Oberbegriffe zuerst notieren können, um dadurch die Beiträge gezielter zu steuern. Während der Anschrift am Board hatte ich unglücklicherweise mehrere Marker, die nicht richtig schrieben, dadurch verlor ich wertvolle Minuten. Dennoch dauerte der Exkurs wie geplant ca.

15 Minuten. Noch mehr Zeit verlor ich, weil die Schüler, auf meine Bitte hin, die Abschrift des Tafelbilds erst im Nachhinein vornahmen, damit die volle Aufmerksamkeit zunächst der Plenumsarbeit galt. Die Abschrift dauerte schlussendlich fast 15 Minuten, die ich nicht eingeplant hatte. Währenddessen entstand Unruhe im Kursraum, gegen die ich nicht intervenierte und was daher rührte, dass manche schneller fertig waren. Ich notierte das Fazit, das ich ursprünglich im Plenum erarbeiten wollte, auf der Tafelrückseite und erläuterte es kurz. Dann entschied ich aufgrund der fortgeschrittenen Zeit eine kurze Pause einzulegen..

Nach der Pause startete ich mit meinem Vortrag über die „4 Gesichter des Schmerzes" nach Cicely Saunders. Dieser Teil des Vortrags lief wie geplant. Ich erläuterte die verschiedenen Gesichter mit Beispielen und erklärte deren graphische Darstellung. Danach folgte die Präsentation über die Grundlagen der Symptomkontrolle. Hier machte ich erneut den Fehler die Folie komplett aufzudecken während ich die verschiedenen Punkte der Symptomkontrolle ausführte. Daraus ergab sich die Problematik, dass einige der Auszubildenden meinen Ausführungen nicht mehr ganz folgen konnten, weil ich zu frei vortrug und zwischendurch Synonyme für die Punkte auf der Folie verwendete. Seitens eines Schülers kam die Wortmeldung mit der Rückfrage an welchem Punkt wir uns befinden würden. So informierte ich darüber an welchem Punkt wir uns befanden. Danach wollte ich ein Fallbeispiel als vertiefenden Arbeitsauftrag austeilen. Da ich die Zeit aus den Augen verloren hatte, musste mich mein Begleitlehrer in meinem Vorhaben unterbrechen, mit dem Hinweis, es sei besser den Unterricht an dieser Stelle zum Abschluss zu bringen, da dieser bald vorbei sei. So schloss ich an dieser Stelle mit dem Ausblick, dass das Fallbeispiel als Vertiefung gefolgt wäre und die häufigsten Symptome sterbender Menschen vorgestellt worden wären.

Mein Vorhaben, eine kontinuierliche Orientierung bzgl. aktueller Erarbeitungsphasen zu schaffen, indem ich den Unterrichtsverlauf einer Flipchart festhielt und die aktuelle Phase mit dem roten Pfeil markierte gelang mir gut. Mit dem Warming-up und dem Exkurs zum Thema Lebensqualität erreichte ich, dass sich auch ruhigere Kursteilnehmer trauten Beiträge zu leisten. Ich versuchte mich nicht nur in eine Richtung des Kursraums zu orientieren, sondern meine Aufmerksamkeit auf den gesamten Raum zu richten. Ich registrierte nicht nur Wortmeldungen, sondern auch non-verbale Signale der Teilnehmer. Ich versuchte die Teilnehmer mit Namen anzusprechen, das gelang mir gut, hätte zu Unterrichtsbeginn aber auch um die Anfertigung von Namensschildern bitten können. Ich stellte immer wieder Rückfragen zu Vorwissen und Verständnis der Teilnehmer und sprach dabei stets laut. Auf die Fischernetz-Methode (7. Anhang) musste ich wegen des Zeitverzugs leider verzichten. Diese wäre mir wichtig gewesen durchzuführen um zu überprüfen, welche Erkenntnisse die Schüler aus meinem Unterricht mitgenommen haben.

6.2. Reflexion des Begleitlehrenden

Meine Lehrprobe wurde durch den Begleitlehrenden Herrn S. begleitet. Herr S. ist examinierter Gesundheits- und Krankenpfleger, studierte Pflegepädagogik und später Schulleitungsmanagement im Masterstudiengang der Katholischen Hochschule NRW in Köln. Für die Unterrichtsbewertung, die im Folgenden schriftlich dargelegt ist, fertigte Herr S. ein Unterrichtsprotokoll an und orientierte sich an dem von mir beigefügten Beobachtungsbogen (9. Anhang). Mein Unterricht hatte insgesamt einen logischen und sinnvollen Aufbau, der einen klaren Einstieg zeigte, indem ich verbal zum Thema hinführte und eine Flipchart mit dem geplanten Unterrichtsverlauf anhand gab. Zudem stellte ich mich im weiteren Verlauf immer wieder einen Bezug her, indem ich einen „roten Pfeil" an die jeweiligen Themenschwerpunkte anheftete und nach Bearbeitung eines Punktes an den nächsten anheftete.

Ich gestaltete die Lehr-Lernsituation durch regelmäßige Fragen an die Teilnehmer, um deren gedankliche Auseinandersetzung mit dem Thema anzuregen und deren aktuellen Wissensstand und Vorerfahrungen zu erfragen. Gleichzeitig zeigte ich das Vermögen flexibel auf Fragen und Impulse der Teilnehmer eingehen zu können. Jedoch hatte ich vereinzelte Schwierigkeiten mich sprachlich dem Abstraktionsniveau der Schüler anzupassen. Das zeigte sich z.B. bei meinem Vortrag zu den Grundlagen der Symptomkontrolle. Hier konnten die Teilnehmer teilweise nicht mehr meinen Ausführungen folgen, da ich andere Worte benutze als auf der Overhead-Folie standen und zudem alle Punkte der Symptomkontrolle gleichzeitig aufdeckte. Bei den Folien fiel generell auf, dass die Schriftgröße mit Arial 12 etwas zu klein gewählt war und das Lesen von den hintersten Plätzen somit erschwerte, stattdessen sei Schriftgröße 18 angemessener gewesen. Aufgrund einiger zeitlicher Verzögerungen im Unterrichtsgeschehen beinhaltete mein Unterricht leider keine thematische Schlussphase, sondern endete eher abrupt, mit dem Ausblick auf die Inhalte, die noch gefolgt wären. An dieser Stelle sei es besser gewesen den Unterricht lediglich mit einer kurzen Zusammenfassung des bisher Gelernten zu schließen und auf einen Ausblick zu verzichten, um dadurch keinen thematischen Bruch zu erzeugen. Der Unterricht verlief weitestgehend störungsfrei, auch wenn es zwischenzeitlich zu vereinzelten Störungen kam, dennoch wurde das Unterrichtsgeschehen nicht durch Abschweifungen unterbrochen und der Kurs arbeitete auch sonst durchweg konzentriert und aktiv mit. Während der Abschrift des Tafelbildes kam es zu vermehrter Unruhe durch Zwischengespräche, weil die Teilnehmer unterschiedlich schnell mit der Abschrift fertig waren. An dieser Stelle hätte ich präsenter sein müssen und gegen die Unruhe intervenieren müssen. Insgesamt kennzeichnete sich mein Unterricht durch einen respektvollen und freundlichen Umgang mit den Kursteilnehmern aus. Ich verfügte über ein aktuelles Regel und

Begründungswissen. Zeigte Varianz im Rückgriff auf Sozialformen und Medieneinsatz, die den Unterrichtsinhalten und Lernzielen entsprechend angemessen waren. Zudem sorgte ich für eine kontinuierliche Ergebnissicherung in Form mündlicher Zusammenfassung in der Warming-up-Phase oder an der Tafel zum Exkurs „Lebensqualität". Durch meine Fragestellungen erzielte ich eine Auseinandersetzung der Teilnehmer mit ihren eigenen Vorstellungen, sowie Anregung zu eigenen Denkleistungen und die Auseinandersetzung mit Fremdsichten. Im Einsatz neuer Methoden hätte ich allerdings mehr herausholen können, dies gelang mir auf Grund meines Zeitverzugs aber nicht.

7 Fazit

Rückblickend kann ich sagen, dass meine erste Lehrprobe und somit meine erste Unterrichtsstunde, in einem mir kaum bekannten Kurs, geprägt war sowohl von Höhen als auch von Tiefen, die für mich wertvolles Erfahrungswissen darstellen.

Ich machte die Erfahrung, dass die Unterrichtsvorbereitung in Form eines detaillierten schriftlichen Unterrichtsentwurfs anfangs zwar viel Zeit beansprucht, gleichzeitig aber sehr hilfreich für die Unterrichtsplanung ist. Die Ausarbeitung des Unterrichtsentwurfs ermöglichte es mir mich tiefergehend mit dem Inhalt und meinen Adressaten auseinanderzusetzen. Dadurch bekam ich eine bessere Idee davon Inhalte angemessen und interessant zu vermitteln.

Trotz intensiver Vorbereitung musste ich feststellen, dass auch eine ausführliche Planung keine Versicherung für einen reibungslosen Ablauf im Unterrichtsgeschehen darstellt. Es kann immer zu Situationen kommen, die man nicht erwartet hat, weil das Gelingen des Unterrichts auch maßgeblich vom jeweiligen Kurs abhängig ist. Es gibt Kurse, die sehr rege mitarbeiten, während andere weniger Beteiligung zeigen und das Unterrichtsgeschehen eher schleppend verläuft. Des Weiteren spielt es eine immense Rolle wie sicher ich als Lehrperson in meiner Methodenkompetenz bin und welche Fähigkeiten ich mitbringe. Diese Aspekte können zu zeit-lichen Einbußen führen. Eine weitere Erkenntnis für spätere Unterrichtsentwürfe ist, den Unter-richt in der Planung künftig nicht mehr zu voll zu packen und stattdessen didaktische Reserven einzubauen, falls der Unterrichtsgang schneller als geplant verlaufen sollte. Des Weiteren werde ich mich in meiner Planung verstärkt darauf konzentrieren, dass die Schüler mehr Zeit für Schreibaufträge haben und diese auch während eines Arbeitsauftrages ausführen können.

Das Praktikum im Fachseminar der XY gGmbH war für mich sehr wertvoll. Ich lernte die Arbeitsweise verschiedener Dozenten kennen, die mir jederzeit hilfreich zur Seite standen und von denen ich viel für meine weitere Arbeit als Pflegepädagogin mitnehme.

8. Literaturverzeichnis

AWMF, DKG, DKH (Hg.) (2015): S3-Leitlinie. Palliativemedizin für Patienten mit einer nicht heilbaren Krebserkrankung. Online verfügbar unter https://www.dgpalliativmedizin.de/images/stories/LL_Palliativmedizin_Langversion_1_1.pdf, zuletzt aktualisiert am 05.2015, zuletzt geprüft am 17.08.2018.

Pflege (2015). Unter Mitarbeit von Friederike Baumgärtel, Eva Eißing und Gabi Fleischmann. 2. korrigierter Nachdruck. Stuttgart: Georg Thieme Verlag (I care, Anatomie, Physiologie, Krankheitslehre, Pflege ; Band 3).

Deutsches Ärzteblatt (Hg.) (2017): Symptomkontrolle bei Sterbenden ab sofort verordnungsfähig. Deutscher Ärzteverlag GmbH. Online verfügbar unter https://www.aerzteblatt.de/nachrichten/84790/Symptomkontrolle-bei-Sterbenden-ab-sofort-verordnungsfaehig, zuletzt aktualisiert am 01.12.2017, zuletzt geprüft am 14.08.2018.

George, Wolfgang M. (2018): Sterbebegleitung: eigene Werte als wichtigste Ressource. In: *Pflegezeitschrift* 71 (8), S. 54–59.

Knipping, Cornelia; Abt-Zegelin, Angelika (Hg.) (2007): Lehrbuch Palliative Care. 2., durchges. und korr. Aufl. Bern: Huber (Programmbereich Pflege). Online verfügbar unter http://haw-hamburg.ciando.com/shop/book/index.cfm/fuseaction/show_book/bok_id/13025.

S3-Leitlinie (2018): Palliativmedizin für Patienten mit unheilbarer Krebserkrenkung. In: *Heilberufe/ Das Pflegemagazin* 70 (2), S. 10–11.

Schneeweiss, Sonja; Weber, Karl-Heinz (2018): Schmerzmanagement fürmehr Lebensqualität. MultiprofessionellesProjekt in Wien. In: *Pflegezeitschrift* 71 (8), S. 32–34.

Student, Johann-Christoph; Napiwotzky, Annedore; Juchli, Liliane (2007): Palliative care. Wahrnehmen - verstehen - schützen ; [inklusive DVD mit 21 Filmen und weiteren Extras]. Stuttgart: Thieme (Pflegepraxis). Online verfügbar unter http://www.socialnet.de/rezensionen/isbn.php?isbn=978-3-13-142941-4.

World Health Organisation -WHO (Hg.) (2018): Palliative Care. Online verfügbar unter http://www.who.int/news-room/fact-sheets/detail/palliative-care, zuletzt aktualisiert am 19.02.2018, zuletzt geprüft am 13.08.2018.

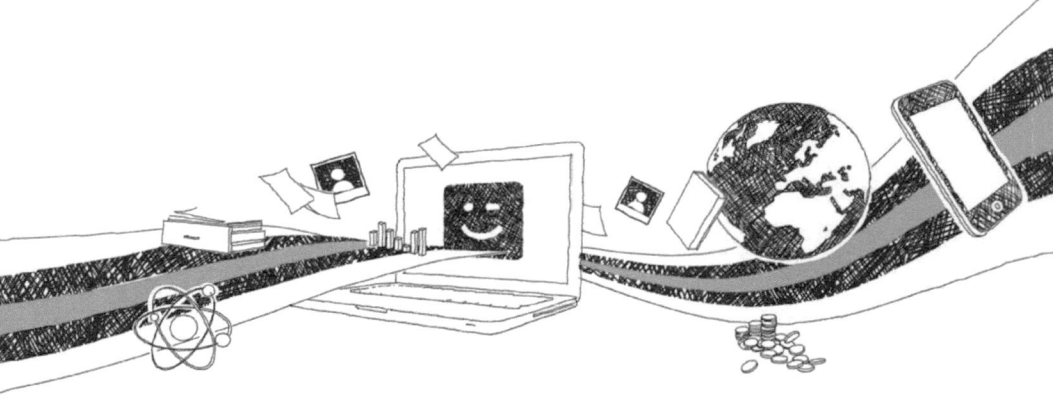
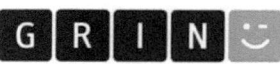